AF299240

De l'Efficacité de l'Arsenic

CONTRE LES ACCIDENTS

DE

LA MÉDICATION THYROÏDIENNE

Étude nouvelle de Thérapeutique physiologique

PAR

le Docteur Léon MABILLE

(de Reims)

ANCIEN PRÉPARATEUR DE TRAVAUX PHYSIOLOGIQUES

Ex-Moniteur à l'Université de Lille

Lauréat de la Faculté de Médecine.

De l'Efficacité de l'Arsenic

CONTRE LES ACCIDENTS

DE

LA MÉDICATION THYROÏDIENNE

Étude nouvelle de Thérapeutique physiologique

PAR

le Docteur Léon MABILLE

(de Reims)

ANCIEN PRÉPARATEUR DE TRAVAUX PHYSIOLOGIQUES

Ex-Moniteur à l'Université de Lille

Lauréat de la Faculté de Médecine,

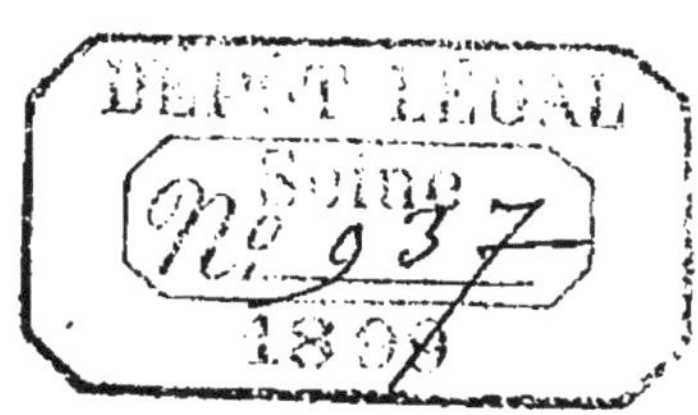

ÉDITÉ PAR

la Société Anonyme des Produits Fréd. BAYER & Cie

23, Rue d'Enghien. PARIS

Mars 1899

AVANT-PROPOS

La médication thyroïdienne prend de plus en plus d'importance dans la thérapeutique moderne.

D'abord employée contre le myxœdème, elle le fut ensuite contre le goître, certaines maladies de la peau. Elle devint le traitement de l'obésité et en général de toutes les maladies dues à un vice de nutrition.

S'il y eut parfois des insuccès, il y eut souvent des résultats heureux, si bien que l'administration de corps thyroïdes passa dans l'arsenal thérapeutique du médecin.

Mais des accidents dus à son emploi furent signalés par différents auteurs.

Récemment, l'Académie de médecine nommait une commission chargée d'étudier les troubles produits par l'intoxication thyroïdienne et voici quelles étaient en substance les conclusions du rapport officiel de MM. Frank, Potain, Huchard et Lancereaux :

« L'intoxication thyroïdienne se manifeste par des accidents variés : modifications urinaires, vertiges, insomnie, tremblement, anxiété respiratoire, démangeaisons, palpitations, dyspnée.

« D'où la nécessité absolue de n'employer ce

traitement que si les indications thérapeutiques sont très nettes, et encore dans ce cas ne doit-on administrer que des doses graduées, suivant la tolérance des sujets. »

Eh bien ! nous avons pu faire disparaître les accidents thyroïdiens par l'emploi simultané de l'arsenic, et cela, non seulement sur des chiens de laboratoire, mais aussi en clinique.

C'est donc un travail neuf et personnel, dont l'importance est grande au moment même où la question du thyroïdisme est à l'ordre du jour, que nous présentons aujourd'hui au public médical.

Nous ne relatons dans cette brochure que quelques expériences de laboratoire et plusieurs faits cliniques, notre désir étant d'être le plus court possible.

Dr Léon MABILLE (de Reims)

ANCIEN PRÉPARATEUR DE TRAVAUX PHYSIOLOGIQUES
Ex-Moniteur à l'Université de Lille
Lauréat de la Faculté de Médecine.

PREMIÈRE PARTIE

Cas clinique qui nous a conduit à l'étude expérimentale de l'action de l'Arsenic contre les accidents de la médication thyroïdienne.

Nous eûmes, il y a déjà quelque temps, l'occasion de soigner un goître simple par la médication thyroïdienne. Nous relatons ici le résumé de cette observation intéressante en ce qu'on voit les accidents thyroïdiens disparaître quand on donne la liqueur de Fowler et réapparaître lorsqu'on vient à la supprimer.

« Femme de 42 ans, antécédents personnels et héréditaires n'offrant rien de particulier. Elle se plaint de goître. Le diagnostic en fut posé, car la tumeur, qui occupait la région sus-hyoïdienne et s'engageait de chaque côté sous les muscles sterno-mastoïdiens, suivait de la façon la plus nette, le mouvement d'ascension et de descente du larynx, quand, en la saisissant entre les doigts, on faisait exécuter à la malade un mouvement de déglutition. Le goître était de consistance assez ferme, sans nodosités ramifiées appréciables ; il n'y avait pas de frémissement vibratoire. Comme symptômes fonctionnels, on notait des éblouissements fréquents, des troubles de la vue, parfois de la raucité de la voix. A la suite du plus léger froid, il se produisait une augmentation douloureuse de la tumeur.

Pas de troubles du côté du cœur, du système nerveux et des organes de la digestion.

Traitement. — Pendant trois mois, le traitement ioduré fut appliqué : iodure de potassium 1 gr. 50 par jour ; badigeonnage à la teinture d'iode et frictions locales à la pommade iodurée.

On n'obtint aucun résultat. C'est alors que nous eûmes recours à la médication thyroïdienne.

Afin d'éviter les accidents signalés par les auteurs et qui accompagnent l'ingestion brusque d'une trop grande quantité de médicament thyroïdien, nous conseillâmes à la malade de commencer par de petites doses, 0 gr. 20 centigr. par jour. En huit jours, elle arriva à 0 gr. 60 centigr. ; au bout de 10 jours, à 0 gr. 70 centigr.

Mais à ce moment et malgré la régulière progression des doses, se manifestèrent de violentes palpitations survenant quelques heures après la prise du médicament, — le pouls était à 110 —, des douleurs névralgiques dans les lombes et les membres. Il y eut une nuit un fort tremblement nerveux.

Le tout s'accompagnait d'un très léger état fébrile et d'un peu d'inappétence.

On diminua la dose du traitement thyroïdien, puis l'idée nous vint de soigner les différents symptômes fâcheux par *l'arsenic*, qui est considéré comme un ralentissant des battements cardiaques et un antinévralgique.

MÉDICATION THYROÏDIENNE

Nous le donnâmes à la dose de II, IV, V, puis VIII, X, XII gouttes de liqueur de Fowler et nous fîmes reprendre la médication thyroïdienne dans toute son intensité jusqu'à 0 gr. 80 centigr. *Malgré cette dose plus élevée que de coutume, aucun phénomène inquiétant ne fut remarqué, le cœur avait singulièrement diminué le nombre des battements et tous les troubles du système nerveux avaient disparu.*

Nous tenions à savoir si pareil effet était bien dû à l'arsenic. Nous l'avons supprimé pendant trois jours. Les accidents thyroïdiens réapparurent pour disparaître deux jours après la reprise de la liqueur de Fowler.

Expérience et contre-expérience étaient faites. L'action de l'arsenic nous parut bien manifeste.

La malade vit son goître céder sous l'influence du traitement thyroïdien sans qu'aucun amaigrissement marqué soit survenu. Il semblait que l'arsenic, qui a la réputation de faire grossir, ait contrebalancé le pouvoir émaciant du suc thyroïdien.

Des expériences s'imposaient pour éclairer au point de vue physiologique l'interprétation de ce fait clinique. Nous relatons ci-après quelques-unes d'entre elles (1).

---

(1) Dans nos nombreuses expériences sur la médication thyroïdienne, nous avons employé soit les glandes fraiches, soit les thyroïdines, soit l'iodothyrine. Aucun produit ne nous a donné de résultats plus sûrs et plus constants que *l'iodothyrine* sous forme de *comprimés*. Ce mode d'administration de l'iodothyrine est le plus pratique surtout en clinique et à l'heure qu'il est, nous n'avons plus recours qu'à ce produit dont la préparation toujours invariable permet d'obtenir des effets réguliers et méthodiques. Dr L. M.

ARSENIC ET

EXPÉRIENCE I

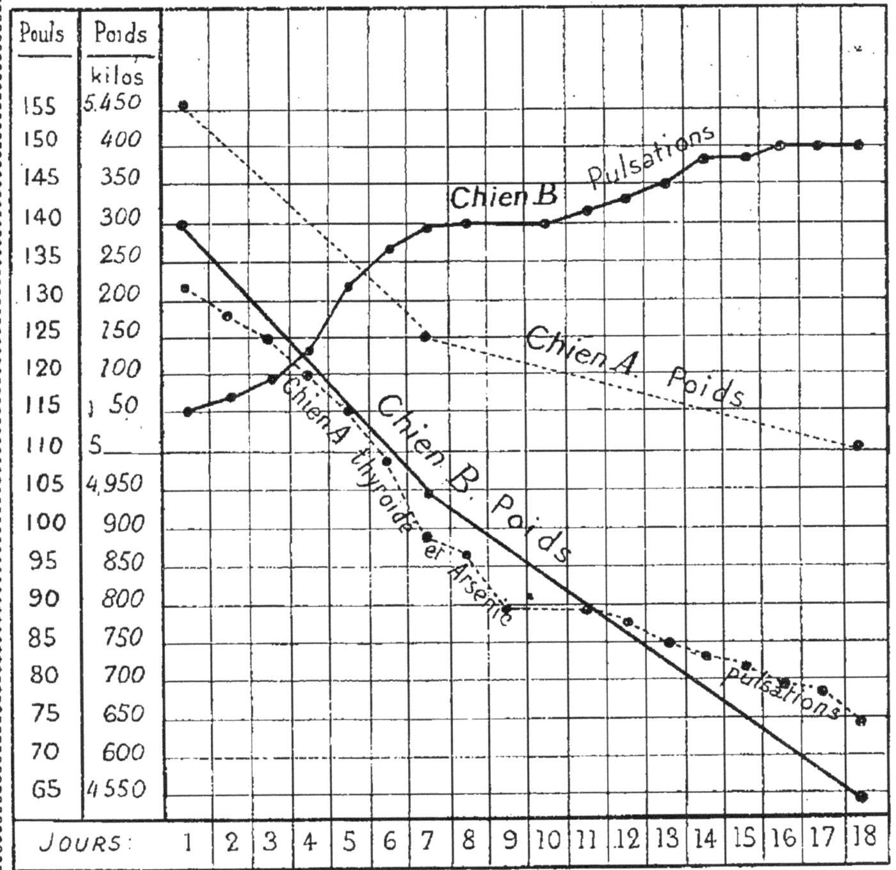

CHIENS EXPÉRIMENTÉS. — Chien noir A âgé de
4 mois ; chienne loutre B âgée de 3 ans.
Les poids sont pour A de 5 kil. 470 ; pour B de 5 kil. 270.

Les pulsations sont en moyenne : pour A de 132; pour B de 111.

Les deux chiens ont reçu quantité égale de médication thyroïdienne; A absorbait en plus de la liqueur de Fowler.

1er jour. — A et B reçoivent la valeur de 10 gr. d'iodothyrine.

A prend en plus IV gouttes de liqueur de Fowler.

Le pouls est pris cinq heures après l'absorption : A : 132 pulsations ; B : 115 pulsations

2e jour. — A et B : Valeur de 10 gr. d'iodothyrine. A en plus IV gouttes de liqueur de Fowler.

Le pouls est pris quatre heures après l'absorption : A : 128 pulsations ; B : 117 pulsations.

3e jour. — A et B : Valeur de 10 gr. d'iodothyrine. A : VIII gouttes L. F.

Quatre heures après l'absorption : A, 125 pulsations ; B, 120 pulsations.

4e jour. — A et B : Valeur de 10 gr. d'iodothyrine. A : X gouttes L. F.

Quatre heures après l'absorption : A, 120 pulsations ; B, 124 pulsations.

5e jour. — A et B : Valeur de 10 gr. d'iodothyrine. A : X gouttes L. F.

Trois heures après l'absorption : A, 116 pulsations ; B, 130 pulsations

6e jour. — A et B : Valeur de 15 gr. d'iodothyrine. A : X gouttes L. F.

Trois heures après l'absorption : A, 107 pulsations ; B, 136 pulsations.

7e jour. — A et B : Valeur 12 gr. d'iodothyrine. A : X gouttes L. F.

Trois heures après l'absorption : A, 99 pulsations ; B, 138 pulsations.

Les animaux sont pesés avec le plus grand soin. A pèse 5 kil. 160 ; B pèse 6 kil. 950.

Ce qui fait, avec les poids de début, une diminution pour A de 310 gr., soit en moyenne, 1/17 de son poids initial ;

pour B de 320 gr., soit en moyenne, 1/16 de son poids initial.

B présente une *violente excitation*, mais sans aucun tremblement.

A, au contraire, est dans un *état normal*.

8ᵉ jour. — A et B : Valeur de 15 gr. d'iodothyrine. A : XII gouttes L. F.

Trois heures 'après l'absorption : A, 96 pulsations; B, 139 pulsations.

On note chez B un *léger tremblement généralisé*, son pouls est *irrégulier*.

9ᵉ jour. — A et B : Valeur de 15 gr. d'iodothyrine. A : XIV gouttes L. F.

Une heure après l'absorption : A, 90 pulsations; B, 130 pulsations.

Fait important à noter : une heure après l'absorption, le pouls est moins fréquent que trois ou quatre heures après. Cela tient à ce que les médicaments thyroïdiens ne sont pas encore assimilés par l'organisme de l'animal.

On ne note pas chez B le tremblement observé la veille.

10ᵉ jour. — Les expériences sont troublées.

11ᵉ jour. — A et B : Valeur de 13 gr. d'iodothyrine. A : XV gouttes L. F.

Trois heures après l'absorption : A, 90 pulsations; B, 140 pulsations.

B a des *tremblements généralisés*, du *manque d'appétit* et de la *diarrhée*. Son pouls est *irrégulier*. A est dans un *état normal*.

12ᵉ jour. — A et B : Valeur de 15 gr. d'iodothyrine. A : XV gouttes L. F.

Trois heures après l'absorption : A, 86 pulsations; B, 144 pulsations.

La chienne B a des tremblements de plus en plus marqués; son pouls est *irrégulier*, mais, comme les jours précédents, est *fort et vibrant*. L'appétit est diminué, la diarrhée continue. A est à l'état normal.

13ᵉ jour. — A et B : Valeur de 15 gr. d'iodothyrine A : XVIII gouttes L. F.

Trois heures après l'absorption : A, 86 pulsations ; B, 143 pulsations.

Chienne B : diarrhée, tremblements, irrégularité du pouls. A : état normal.

14e jour — A et B : Valeur de 15 gr. d'iodothyrine. A : XVIII gouttes L. F.

Quatre heures après l'absorption : A, 84 pulsations ; B, 148 pulsations.

Chien A : le pouls est lent et régulier ; pas de tremblements, appétit conservé.

Chienne B : le pouls est toujours irrégulier ; les tremblements continuent et l'animal est en proie à une vive excitation ; il remue constamment dans sa cage, se jetant de tous côtés, il semble en état d'ivresse.

15e jour.— A et B : Valeur de 15 gr. d'iodothyrine. A : XVIII gouttes L. F.

Quatre heures après l'absorption : A, 83 pulsations ; B, 148 pulsations.

Chez A : pas de tremblements ; l'appétit est normal ; les selles sont normales ; le pouls est plus faible que chez B et a conservé sa régularité.

Chez B : les tremblements restent manifestes ; diminution de l'appétit ; soif augmentée ; la diarrhée persiste ; le pouls est fort et irrégulier.

16e jour.— A et B : Valeur de 15 gr. d'iodothyrine. A : XVIII gouttes L. F.

Quatre heures après l'absorption : A, 80 pulsations ; B, 150 pulsations.

A et B sont dans le même état que la veille.

Les animaux sont pesés : A pèse 5 kil. B pèse 4 kil. 550 gr. Ce qui fait, avec le début des expériences, que A a maigri de 470 gr., soit 1/11 d'amaigrissement d'avec le poids initial ; B a maigri de 720 gr., soit 1/7 d'amaigrissement d'avec le poids initial.

17e jour. — A et B : Valeur de 15 gr. d'iodothyrine. A : XX gouttes L. F.

Quatre heures après l'absorption. A : 78 pulsations ; B :
150 pulsations.

Chez A : le pouls est plus faible que chez B, mais régulier ; l'appétit est normal ; selles normales ; pas de tremblements.

Chez B : persistance des tremblements, de la diarrhée et
du manque d'appétit ; le pouls est très irrégulier et fort.

18ᵉ jour. — A et B : Valeur de 15 gr. d'iodothyrine.
A : XX gouttes L. F.

Quatre heures après l'absorption. A : 74 pulsations ; B :
150 pulsations ; même état que la veille ; arrêt de l'expérience.

CONCLUSIONS DE L'EXPÉRIENCE I

1° *Pouls.* — Le pouls chez A, animal arsénié, *a baissé de*
132 à 74, soit *58 pulsations* malgré la prise du médicament
thyroïdien, qui chez B, a fait *monter* les battements de 111
à 150, soit 39 pulsations.

Le pouls du chien B était *fort et irrégulier*, tandis que
le pouls du chien A était plus *faible et régulier* ;

2° *Poids.* — Le poids est *diminué* chez nos deux animaux, mais d'une façon bien *différente :* chez A de 5 kil.
470 gr. à 5 kil., soit 470 gr. : *1/11 du poids initial* ; chez
B de 5 kil. 270 à 4 kil. 550 gr., soit 720 gr. : *1/7 du poids
initial* ;

3° Les phénomènes *d'excitation, les tremblements, la
perte d'appétit, la diarrhée* apparus chez B, n'ont pas été
notés chez A.

MÉDICATION THYROÏDIENNE

EXPÉRIENCE II

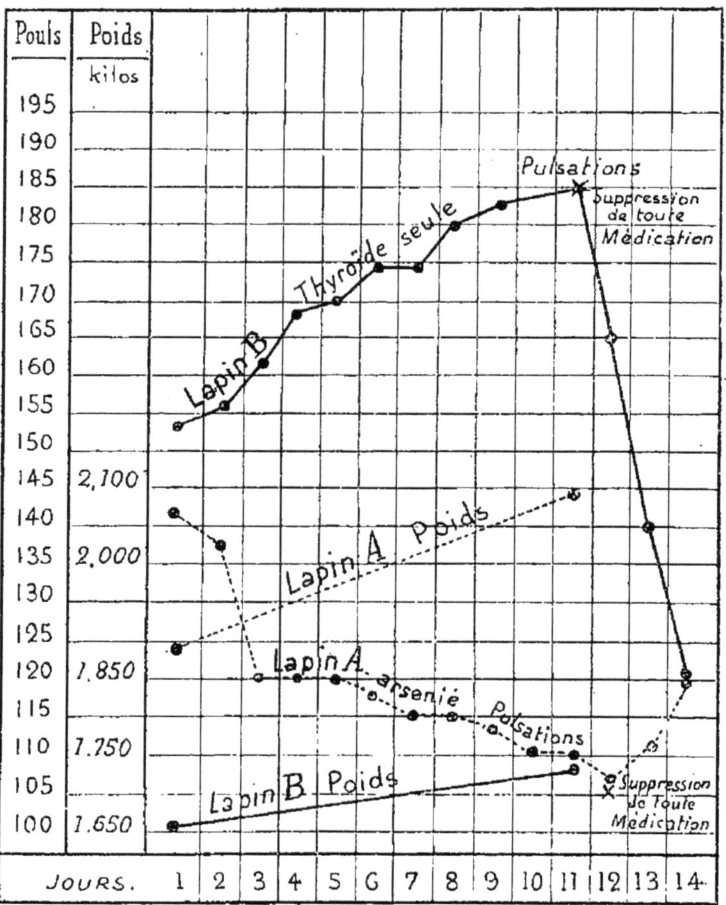

Cette expérience a été faite sur des lapins jeunes, d'environ 2 mois.

Lapin A......... poids.   1 kil. 890
Lapin B.........   —   1 kil. 650

Les pulsations sont identiques en force et en nombre : 120.

1ᵉʳ jour.— A et B reçoivent 0 gr. 10 d'iodothyrine. A, reçoit en plus, III gouttes de L. F.

Quatre heures après l'ingestion, on note :

A : 142 pulsations ; B : 153 pulsations.

2ᵉ jour.— A : 0 gr. 10 d'iodothyrine + IV gouttes L. F.; B : 0 gr. 10 d'iodothyrine.

Quatre heures après : A, 132 pulsations ; B, 156 pulsations.

3ᵉ jour.— A : 0 gr. 10 d'iodothyrine + VI gouttes L. F.; B : 0 gr. 10 d'iodothyrine.

Quatre heures après : A, 120 pulsations ; B, 162 pulsations.

On voit donc que le pouls du lapin A, qui en total a reçu XIII gouttes L. F., est revenu à la normale : 120.

4ᵉ jour. — A : 0 gr. 12 d'iodothyrine + VI gouttes L. F.; B : 0 gr. 12 d'iodothyrine.

Quatre heures après : A, 120 pulsations ; B, 166 pulsations. On note chez B une excitation bien marquée.

(Disons une fois pour toutes que le pouls est régulièrement pris quatre heures après l'ingestion.)

5ᵉ jour. — A : 0 gr. 12 d'iodothyrine + VI gouttes L. F.; 120 pulsations.

B : 0 gr. 12 d'iodothyrine ; 170 pulsations.

Le pouls de A devient *plus faible* que celui de B, il est *régulier*.

Chez B, il est *fort, rapide, irrégulier* ; le lapin B présente au toucher une légère augmentation de *température*.

6ᵉ jour. A : 0 gr. 15 d'iodothyrine + VI gouttes L. F.; 118 pulsations.

B : 0 gr. 15 d'iodothyrine ; 174 pulsations.

B présente une légère augmentation de température.

7ᵉ jour. — A : 0 gr. 15 d'iodothyrine + VIII gouttes L. F.; 115 pulsations.

B : 0 gr. 15 d'iodothyrine ; 174 pulsations.

B a de la température.

8ᵉ jour.— A : 0 gr. 20 d'iodothyrine + XI gouttes L. F.; 115 pulsations.

B : 0 gr. 20 d'iodothyrine; 180 pulsations.

Le pouls de B est de plus en plus *irrégulier*, il devient très difficile à compter, car l'animal est fort *surexcité*, nous avons essayé, mais en vain, de prendre la température ; au toucher, elle paraît manifestement augmentée chez le lapin B.

9ᵉ jour. — A : 0 gr. 20 d'iodothyrine + X gouttes L. F.: 113 pulsations.

B : 0 gr. 20 d'iodothyrine; plus de 180 pulsations (température).

10ᵉ jour.— A : 0 gr. 20 d'iodothyrine + X gouttes L. F.: 110 pulsations.

B : 0 gr. 20 d'iodothyrine; plus de 180 pulsations.

Comme les jours précédents, on note une élévation de température chez le lapin B qui est très surexcité ; son pouls est *fort et irrégulier*.

A, au contraire, n'a pas d'augmentation de température appréciable au toucher ; son pouls est lent et plus faible que chez B, sans intermittences. L'appétit est normal chez les deux animaux.

Les poids sont : pour A, de 2 kil. 180, soit une augmentation de 210 gr.

Pour B, de 1 kil. 750, soit une augmentation de 100 gr.

12ᵉ jour. — On ne donne plus aucune médication aux animaux et l'on constate que A a 112 pulsations. B, 165 pulsations.

13ᵉ jour. — A : 116 pulsations ; B : 140 pulsations.

14ᵉ jour. — A : 120 pulsations ; B : 120 pulsations.

Le nombre des pulsations est donc revenu à la normale.

CONCLUSIONS DE L'EXPÉRIENCE II

1° *Pouls*. — Le pouls chez B est *monté* rapidement de 120 jusqu'à atteindre plus de 180; il était *fort* et *irrégulier*.

Chez A, animal arsénié, après une *légère ascension* pendant les deux premiers jours et *retour à la normale* le troisième jour, il est *descendu graduellement jusqu'à 110*, au onzième jour de l'expérience ;

2° Les phénomènes d'*excitation* et l'état *fébrile* survenus chez B ne sont jamais apparus chez A ;

3° Nos animaux en voie d'accroissement ont augmenté de poids d'une façon *inégale*.

Pour A, de 1 kil. 890 à 2 kil. 100, soit 210 gr. d'augmentation ou 1/9.

Pour B, de 1 kil. 650 à 1 kil 750, soit 100 gr. d'augmentation ou 1/16.

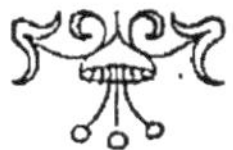

EXPÉRIENCE III

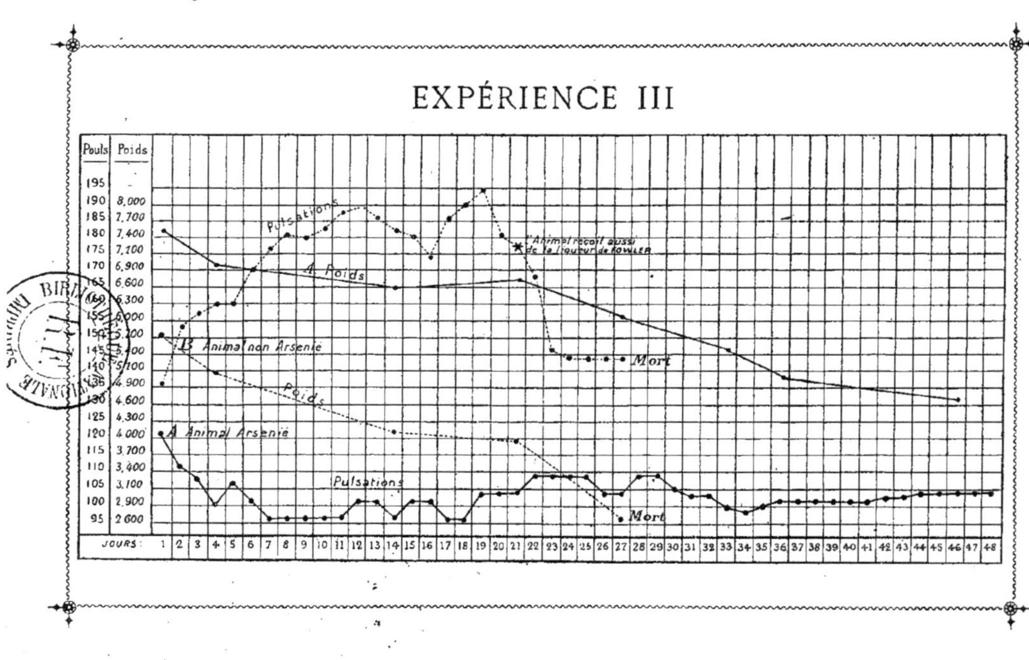

PREMIÈRE PARTIE DE L'EXPÉRIENCE III

Chiens A et B : tous deux griffons et de même âge. A, mâle ; B, femelle.

Pulsations. — A, 120 ; B, 120, identiques en force.

Poids. — A : 7 kil. 530 ; B, 5 kil. 700.

1er jour. — A et B : Valeur de 7 gr. 5 d'iodothyrine· A : IV gouttes L. F. données sur le pain.

Pulsations. — A, 120 ; B, 138.

2e jour. — A et B : Valeur de 10 gr. d'iodothyrine. A : VIII gouttes L. F.

Pulsations. — A, 111, le pouls est plus faible que chez B et régulier ; B, 153, pouls fort mais régulier.

3e jour. — A et B : Valeur de 10 gr. d'iodothyrine. A : X gouttes L. F.

Pulsations. — A, 108 ; B, 156.

4e jour. — A et B : Valeur de 10 gr. d'iodothyrine. A : X gouttes L. F.

Pulsations. — A, 100 ; B, 159.

Les poids sont : pour A, de 7 kil. 030 ; B, de 5 kil. 050, soit une diminution de 500 gr. pour A ou 1/15 ; pour B, de 650.gr. ou 1/8 du poids initial.

5e jour. — A et B : Valeur de 10 gr. d'iodothyrine. A : XI gouttes L. F.

Pulsations. — A, 106 ; B, 160.

6e jour. — A et B : Valeur de 15 gr. d'iodothyrine. A : XIV gouttes L. F.

Pulsations. — A, 102 ; B, 170.

7e jour. — A et B : Valeur de 15 gr. d'iodothyrine. A : XVI gouttes L. F.

Pulsations. — A, 96 ; B, 176.

Chez A, le pouls est plus faible que chez B où les pulsations sont difficiles à compter, en raison du tremblement généralisé que présente l'animal. Le pouls de B est fort, mais semble régulier ; B est en proie à une légère excitation.

MÉDICATION THYROÏDIENNE

8e jour. — A et B : Valeur de 15 gr. d'iodothyrine. A : XVI gouttes L. F.

Pulsations. — A, 96 ; B, 180.

B a le pouls qui devient *légèrement irrégulier*. Les tremblements continuent ; appétit et selles normaux, comme pour A.

9e jour. — A et B : Valeur de 15 gr. d'iodothyrine. A : XVI gouttes L. F.

Pulsations. — A, 96 ; B, 180.

Le pouls est *franchement irrégulier*.

10e jour. — A et B : Valeur de 15 gr. d'iodothyrine. A : XVIII gouttes L. F.

Pulsations. — A, 96 ; B, 183.

Le pouls de A est *fort et régulier*.

Le pouls de B est plus fort, mais *rapide* et *irrégulier*.

11e jour. — A et B : Valeur de 7 gr. 5 d'iodothyrine seulement. A : XX gouttes de L. F.

Pulsations. — A, 96 ; B, 188.

Quelque temps après la prise, dans de l'eau, de l'arsenic, le chien A a présenté un vomissement liquide et mousseux; malgré cela, l'appétit est normal.

Poids. — A : 6 kil. 990, différent avec le début de *540 gr.* ou en moins *1/13 du poids initial* : B : 4 kil. 690, différent avec le début de *1 kil. 010 gr.* ou en moins *1/5 du poids initial*.

12e jour. — A et B : Valeur de 15 gr. d'iodothyrine. A : XX gouttes L. F.

Pulsations. — A, 102 ; B, 190.

Vomissements chez chien A. — Appétit cependant conservé.

13e jour. — A et B : Valeur de 15 gr. d'iodothyrine. A : XX gouttes L. F.

Pulsations. — A, 102 ; B, 186.

Vomissements chez chien A.

14e jour. — A et B : Valeur de 15 gr. d'iodothyrine. Chez A : XVII gouttes L. F. ont été données dans de l'eau en deux fois à un long intervalle, aussi il n'y a plus de vo-missements.

Deux heures après l'absorption du médicament thyroï-dien, le chien B a des vomissements, il est malade, a de la diarrhée et des tremblements continus.

Le chien A paraît se bien porter, l'appétit est un peu diminué ; les selles sont normales.

Pulsations. — A, 96, le pouls est *régulier*; chez B, 183, le pouls est *irrégulier*.

Poids.— A : 6 kil. 600, a maigri *de 930 gr. soit 1/8 du poids initial*; B : 4 kil. 110, a maigri *de 1 kil. 190, soit 1/3 du poids initial.*

15ᵉ jour. — A et B : suppression du médicament thy-roïdien. A : suppression de L. F.

Pulsations. — A, 102 ; B, 180.

Chez B, il y a diminution des tremblements.

16ᵉ jour. — A et B : pas de traitement thyroïdien. A : O. L. F.

Pulsations. — A, 102; B, 174.

Le chien B paraît mieux se porter; il n'a plus de trem-blements ; les selles sont normales.

17ᵉ jour. — A et B : Valeur de 10 gr. d'iodothyrine. A : XV gouttes L. F.

Pulsations. — A, 96 ; B, 186 (on voit que le chiffre a baissé pour A et augmenté pour B).

Appétit et selles normaux.

18ᵉ jour. — A et B : Valeur de 15 gr. d'iodothyrine. A : XV gouttes L. F.

Pulsations. — A, 96; B, 190.

Les tremblements sont réapparus chez le chien B.

19ᵉ jour. — A et B : Valeur de 15 gr. d'iodothyrine. A : XV gouttes L. F.

Pulsations. — A, 105; B, 195.

A paraît en bonne santé. Etat normal.

B est malade, les tremblements sont violents; pas de diarrhée ni de vomissements.

20ᵉ jour. — A et B : Valeur de 12 gr. 5 d'iodothyrine.
A : XV gouttes L. F.

Pulsations. — A, 105 ; B, 180.

Devant l'approche d'accidents semblables à ceux que nous avions constatés chez d'autres chiens intoxiqués par la médication thyroïdienne, nous avons associé l'arsenic au traitement thyroïdien ; c'était donc faire *une contre-expérience chez le chien B.*

DEUXIÉME PARTIE DE L'EXPÉRIENCE III

B absorba VI gouttes de L. F. L'animal, observé cinq heures après l'absorption, présente encore des tremblements, mais un peu moins forts que la veille. Son pouls va à 180, soit une diminution de 15 pulsations d'avec le 19ᵉ jour.

21ᵉ jour. — A et B : Valeur de 12 gr. d'iodothyrine.
A : XVI gouttes L. F. ; B : VII gouttes L. F. (les battements diminuent).

Pulsations. — A, 105 ; B, 177 (les battements du cœur sont encore violents chez B).

Poids. — A, 6 kil. 735 ; B, 4 kil.

A a donc grossi de 135 gr. depuis la dernière pesée du 16ᵉ jour et le chien B n'a maigri que de 110 gr. depuis le même moment. Cela peut être attribué à un régime plus substantiel qui a été donné aux deux animaux.

22ᵉ jour. — A et B : Valeur de 12 gr. 5 d'iodothyrine.
A : XVI gouttes L. F. ; B : IX gouttes L. F.

Pulsations. — A, 108 ; B, 168.

Les tremblements sont excessivement minimes chez B. Les battements du cœur sont encore très puissants.

23ᵉ jour. — A et B : pas de traitement thyroïdien.
A : XVI gouttes L. F ; B : XI gouttes L. F.

Pulsations. — A, 108 ; B, 147 pulsations *presque normales en force* et *régularité.* Le chien A est dans son état normal, il a bon appétit et l'entrain habituel.

Le chien B, au contraire, paraît malade : il a des vomissements, mais pas de diarrhée, perte complète de l'appétit; il est triste et, dès qu'on lui donne la liberté, va se blottir dans un coin, indifférent à tout.

24e jour. — A : XVI gouttes L. F.; B refuse les traitements thyroïdien et arsenical.

Pulsations. — A, 108; B, 144.

On constate que le chien B a les membres postérieurs complètement paralysés; la marche est presque impossible, l'animal paraît ramper et traîner avec lui un bagage inerte.

Rien de spécial chez le chien A.

25e jour. — A : Valeur de 10 gr. d'iodothyrine $+$ XVI gouttes L. F. Pouls, 108. Etat normal.

B est entièrement paralysé, incapable d'aucun mouvement. Il refuse toute nourriture. Pouls, 144.

26e jour. — A : Valeur de 10 gr. d'iodothyrine $+$ XVI gouttes L. F. Pulsations, 104. Etat normal. B : même état que la veille. Pouls, 144.

27e jour. — A : Valeur de 10 gr. d'iodothyrine $+$ XVI gouttes L. F. Pulsations, 104. B : *mort*.

Poids. — A : 6 kil. 100, soit une *diminution de 1 kil. 430 gr., soit 1/5*; B : 2 kil. 615, soit une *diminution de 3 kil. 085, soit plus de 1/2 du poids initial*.

A l'autopsie de B, on trouve, à l'examen des viscères, le foie nettement frappé de dégénérescence graisseuse. Le rein a subi la même altération.

TROISIÈME PARTIE DE L'EXPÉRIENCE III

Nous continuons notre expérience sur le chien A.

28e jour. — A : Valeur de 10 gr. d'iodothyrine; XVI gouttes L. F. Pouls, 108. Etat normal.

29e jour. — A : Valeur de 10 gr. d'iodothyrine; XVI gouttes L. F. Pouls, 105. Etat normal.

30e jour. — A : Valeur de 10 gr. d'iodothyrine; XVI gouttes L. F. Pouls, 105. Etat normal.

31ᵉ jour. — A : Valeur de 12 gr. d'iodothyrine ; XVI gouttes L. F. Pouls, 103. Etat normal.

32ᵉ jour. — A : Valeur de 12 gr. d'iodothyrine ; XVI gouttes L. F. Pouls, 103.

33ᵉ jour. — A : Valeur de 12 gr. d'iodothyrine ; XVI gouttes L. F. Pouls, 100.

Poids : 5 kil. 495. Soit une *diminution de 2 kil. 035 d'avec le début*.

34ᵉ jour. — A : Valeur de 12 gr. d'iodothyrine ; XVI gouttes L. F. Pouls, 98.

35ᵉ jour. — A : Valeur de 12 gr. d'iodothyrine ; XVI gouttes L. F. Pouls, 100.

36ᵉ jour. — Même traitement. — Pouls, 102.

37ᵉ, 38ᵉ, 39ᵉ et 40ᵉ jour. — Même traitement. — Pouls, 102.

41ᵉ jour. — A : Valeur de 10 gr. d'iodothyrine ; XVI gouttes L. F. Pouls, 102.

42ᵉ jour. — Même traitement. — Pouls, 104.

43ᵉ jour. — Même traitement. — Pouls, 104.

44ᵉ jour. — Même traitement. — Pouls, 108.

45ᵉ jour. — Même traitement. — Pouls, 108.

46ᵉ jour. — Même traitement. — Pouls, 108.

47ᵉ jour. — Même traitement. Poids, 4 kil. 535 ; en moins, 2 kil. 965 d'avec le poids initial.

48ᵉ jour. — Valeur de 10 gr. d'iodothyrine ; XII gouttes L. F. Pouls, 108.

CONCLUSIONS DE L'EXPÉRIENCE III

Ici, comme précédemment, nous pouvons envisager nos résultats à trois points de vue :

1° *Pulsations.* — On voit le nombre de pulsations augmenter rapidement chez le chien B qui reçoit, comme unique traitement, la médication thyroïdienne, tandis qu'une diminution graduelle s'observe chez le chien A qui est soumis en même temps au traitement arsenical. A la suite de *l'augmentation de force des battements*, on note une *irrégularité* qui devient de plus en plus manifeste. Rien de pareil chez le chien A.

La contre-expérience faite sur le chien B nous semble parfaitement démonstrative. *Le nombre des pulsations diminue d'une façon marquée dès qu'on ajoute le traitement arsenical.*

2° **Poids.** — Nos deux animaux ont maigri, mais d'une façon bien différente : aux premières pesées, on voit que c'est dans la proportion de 1/15 pour l'animal arsénié, de 1/8 pour B, puis de 1/13 et 1/5, de 1/8 et 1/3, en dernier lieu *de 1/5 pour A* et de *plus de la 1/2 pour B*.

L'état général est vite mauvais chez le chien B. *L'excitation, les tremblements, les vomissements, la paralysie* sont rapidement apparus chez le chien qui recevait la médication thyroïdienne seule. La mort est arrivée au 27e jour, dont 6 avaient été consacrés aux traitements thyroïdien et arsenical simultanés.

Rien de durable n'a été noté chez le chien A qui a supporté pendant 48 jours le traitement thyroïdien et arsenical, et l'animal l'aurait peut-être supporté davantage encore si, pour des raisons toutes matérielles, nous n'avions pas dû faire cesser l'expérience.

EXPÉRIENCE IV

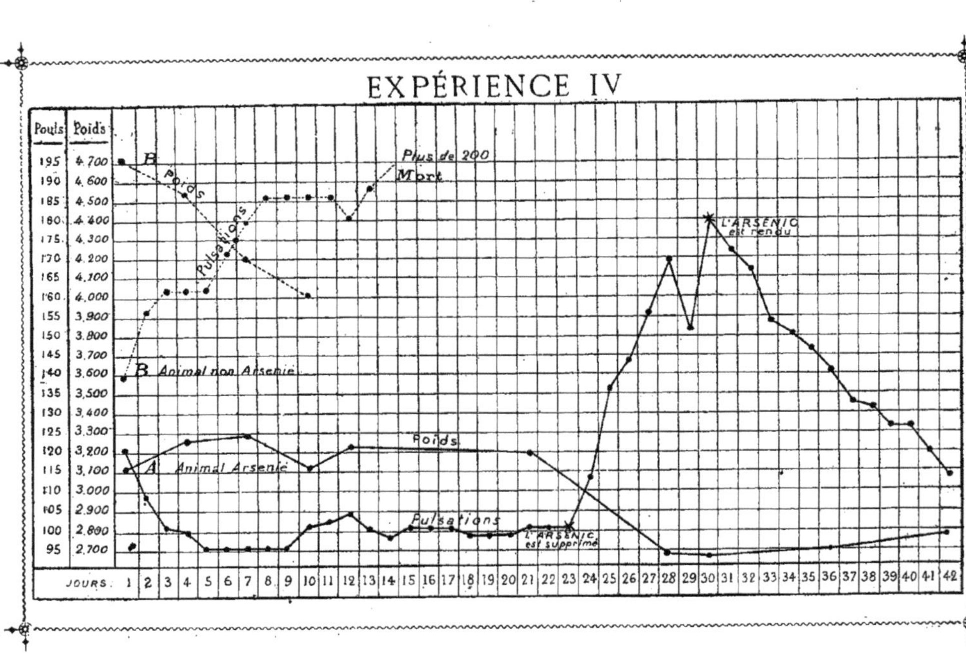

EXPÉRIENCE IV

PREMIÈRE PARTIE

CHIENS EXPÉRIMENTÉS.— Chien A blanc, poids:
3 kil. 100 ; pulsations, 120 ; chien B loutre, poids: 4 kil. 750
pulsations, 120.

1er jour. — A et B : Valeur de 7 gr. 5 d'iodothyrine.
A : IV gouttes L. F. Pouls : A, 120 ; B, 138.

2e jour. — A et B : Valeur de 10 gr. d'iodothyrine.
A : VII gouttes L. F. Pouls : A, 108 ; B, 166.

3e jour. — A et B : Valeur de 10 gr. d'iodothyrine.
Pouls : A, 102 ; B, 162.

4e jour. — A et B : Valeur de 10 gr. d'iodothyrine.
A : VIII gouttes L. F. Pouls : A, 100 ; B, 162. Poids :
A, 3 kil. 290, *a grossi de 190 gr.*; B, 4 kil. 520, *a maigri
de 230 gr.*

5e jour. — A et B : Valeur de 12 gr. 5 d'iodothyrine.
A : X gouttes L. F. Pouls : A, 96 ; B, 162.

6e jour. — A et B : Valeur de 15 gr. d'iodothyrine.
A : X gouttes L. F. Pouls : A, 96 ; B, 172 (pouls irrégulier
chez B).

A est dans un état normal.

B est en proie à une excitation très manifeste ; il a de
légers tremblements.

7e jour. — A et B : Valeur de 12 gr. 5 d'iodothyrine.
A : XIII gouttes de L. F. Pouls : A, 96 ; B, 180 (pouls irrégulier chez B).

Poids. — A : 3 kil. 300, *a grossi de 200 gr.* depuis le
début ; B : 4 kil. 200, *a maigri de 550 gr.* depuis le début.

Légers tremblements chez B ; rien chez A.

8ᵉ jour. — A et B : Valeur de 15 gr. d'iodothyrine. A : XIV gouttes L. F. Pouls : A, 96 ; B, 186 (pouls irrégulier chez B).

Même état que la veille.

9ᵉ jour. — A et B : Valeur de 15 gr. d'iodothyrine. A : XV gouttes L. B. Pouls : A, 96 ; B, 186 (pouls irrégulier chez B).

Le pouls de B devient de plus en plus difficile à prendre à cause des tremblements généralisés persistants.

10ᵉ jour. — A et B : Valeur de 15 gr. d'iodothyrine. A : XV gouttes L. F. Pouls : A, 102 ; B, 186. Le pouls est irrégulier chez B, qui a une excitation plus grande que la veille.

Poids. — A : 3 kil. 120, ce qui fait un amaigrissement de 120 grammes d'avec la précédente pesée ; B : 4 kil., soit 200 gr. d'amaigrissement d'après la précédente pesée et 750 gr. depuis le début, ou 1/6 de son poids initial.

11ᵉ jour. — A et B : Valeur de 10 gr. d'iodothyrine. A : VIII gouttes L. F. Pouls : A, 104 ; B, 186 (tremblements, pouls irrégulier).

12ᵉ jour. — A et B : pas de médicament thyroïdien. A : 0 L. F.

On a supprimé toute médication pour reposer les animaux.

Pouls : A, 108 ; B, 180, irrégulier chez B.

13ᵉ jour. — A et B : Valeur de 15 gr. d'iodothyrine. A : X gouttes L. P. Pouls : A : 102 : B, 188 (irrégulier).

14ᵉ jour. — A et B : Valeur de 15 gr. d'iodothyrine. A : XII gouttes L. F. Pouls : A, 98.

Le chien B est trouvé sans entrain au moment où l'on va prendre le pouls. Le regard est fixe. Si l'on essaye de le faire marcher, il titube et se dirige toujours du même côté, à gauche. Il ne peut desserrer les mâchoires. Les réflexes de la sensibilité sont disparus. Le nombre des pulsations a été pris plusieurs fois et la moyenne a été de 210. Le pouls, petit, est très irrégulier. Deux heures après la prise du pouls nous retrouvons mort le chien B.

DEUXIÈME PARTIE DE L'EXPÉRIENCE IV

Nous continuons l'expérience *sur le chien A.*

15e jour. — A : Valeur de 12 gr. d'iodothyrine + XIV gouttes L. F. Pouls : 102.

16e jour. — A : Valeur de 13 gr. 5 d'iodothyrine + XIV gouttes L. F. Pouls : 102.

17e jour. — A : XIV gouttes L. F.
L'animal refuse la médication thyroïdienne.
Pouls : 102 ; poids : 3 kil. 205 ; *il y a 85 gr. d'embonpoint d'après la précédente pesée et 105 gr. d'avec le début.*

18e jour. — L'animal ne prend pas la médication thyroïdienne, mais absorbe XV gouttes L. F. Pouls : 100 ; état normal.

19e jour. — L'animal refuse le traitement thyroïdien.
La liqueur de Fowler est refusée également ; nous donnons alors une liqueur au même titre que la liqueur de Fowler mais ne contenant pas d'alcoolat de mélisse.
L'animal l'accepte. Pouls : 100.

20e jour. — Le chien a pris la valeur de 1 gr. 50 d'iodothyrine en même temps que XIV gouttes de L. F. Pouls : 100.

21e jour. — Le chien reprend XIV gouttes de L. F. Pouls : 102 ; poids : 3 kil. 200 ; *soit 100 gr. d'embonpoint depuis le début.*

23e jour. — A : Valeur 10 gr. d'iodothyrine. XIV gouttes L. F. Pouls : 102.

23e jour. — A : Valeur de 10 gr. d'iodothyrine. XV gouttes L. F. Pouls : 102. Etat normal.

TROISIÈME PARTIE DE L'EXPÉRIENCE IV
CONTRE-EXPÉRIENCE

Nous soumettons l'animal au *traitement thyroïdien seul.*

24e jour. — Valeur 10 gr. d'iodothyrine. Pouls : 114.

25e jour. — Valeur 12 gr. 5 d'iodothyrine. Pouls : 138.

26e jour. — Valeur 12 gr. 5 d'iodothyrine. Pouls : 144.

27e jour. — Valeur 12 gr. 5 d'iodothyrine. Pouls : 96.

28e jour. — Valeur 12 gr. 5 d'iodothyrine. Pouls : 168. Le chien est excité, mais n'a pas de tremblements. Poids: 2 kil. 645, soit une diminution d'avec le début de 455 gr. et d'avec la précédente pesée, de 555 gr.

29e jour. — Valeur 15 gr. d'iodothyrine. Pouls : 152.

30e jour. — Valeur 12 gr. 5 d'iodothyrine. Pouls : 180. Le pouls est irrégulier. Poids: 2 kil. 505. Diminution avec début 525 gr. et avec le début de la IIIe partie, 695 gr.

QUATRIÈME PARTIE DE L'EXPÉRIENCE IV

L'animal est soumis de nouveau aux traitements thyroïdien et arsenical.

31e jour. — Valeur de 12 gr. 5 d'iodothyrine + VI gouttes L. F. Pouls : 172.

32e jour. — Valeur de 12 gr. 5 d'iodothyrine + VIII gouttes L. F. Pouls : 166. Les pulsations redeviennent moins fortes.

33e jour. — Valeur de 12 gr. 5 d'iodothyrine + XII gouttes L. F. Pouls : 153.

34e jour. — Valeur de 12 gr. 5 d'iodothyrine + IV gouttes L. F. Pouls: 150. L'état est normal, plus d'excitation.

35e jour. — Valeur de 12 gr. 5 d'iodothyrine + XVI gouttes L. F. Pouls : 147.

36e jour. — Valeur de 12 gr. 5 d'iodothyrine + XVI gouttes L. F. Pouls : 140.

37e jour. — Valeur de 12 gr. 5 d'iodothyrine + XVI gouttes L. F. Pouls : 134.

38e jour. — Valeur de 12 gr. 5 d'iodothyrine + XVI gouttes L. F. Pouls : 132.

39ᵉ jour. — Valeur de 12 gr. 5 d'iodothyrine + XVI gouttes L. F. Pouls : 126.

40ᵉ jour. — Valeur de 12 gr. 5 d'iodothyrine + XVI gouttes L. F. Pouls : 126.

41ᵉ jour. — Valeur de 12 gr. 5 d'iodothyrine + XVI gouttes L. F. Pouls : 120.

42ᵉ jour. — Valeur de 12 gr. 5 d'iodothyrine + XVI gouttes L. F. Pouls : 114. Poids : 2 kil. 725, soit avec début de la sous-expérience 4°, 220 gr. en plus.

43ᵉ jour. — Valeur de 10 gr. d'iodothyrine + XVI gouttes L. F. Pouls : 114.

CONCLUSIONS DE L'EXPÉRIENCE IV

Cette expérience n° 4, en comprend quatre en réalité.

Première partie. — Les deux animaux sont soumis au traitement thyroïdien. A a en plus de la liqueur de Fowler.

Le 14ᵉ jour, le *chien B* meurt, après avoir présenté de la *rapidité* et de *l'irrégularité du pouls*, des *tremblements*, de *l'excitation* et des *phénomènes paralytiques*.

La *diminution de poids a été de 1/6*.

Rien de particulier chez le *chien A*, qui a *grossi*.

Deuxième partie. — Nous continuons les deux médications à l'animal A, survivant. *Son poids augmente* de nouveau, il pèse 3 kil. 200, soit 100 gr. d'embonpoint. Son *pouls* oscille dans les environs de *100*. Il n'y a *pas de phénomènes nerveux*.

Troisième partie. — Du 23ᵉ au 30ᵉ jour, nous *supprimons la médication arsenicale. Le pouls monte immédiatement et atteint 170*. Le 7ᵉ jour du nouveau régime, il est un peu *irrégulier*.

L'excitation apparaît, mais il n'y a pas eu de tremble-ment. *Son poids a diminué de 695 gr.*

Quatrième partie. — L'animal est *soumis aux deux traitements, thyroïdien et arsenical. Le pouls a diminué et de 180 tombe à 114.*

Il est moins fort et absolument *régulier.*

Au bout de quatre jours, l'animal a repris 110 gr. de son poids et à la fin a regagné 220 gr. d'avec le début de la sous-expérience n° 4.

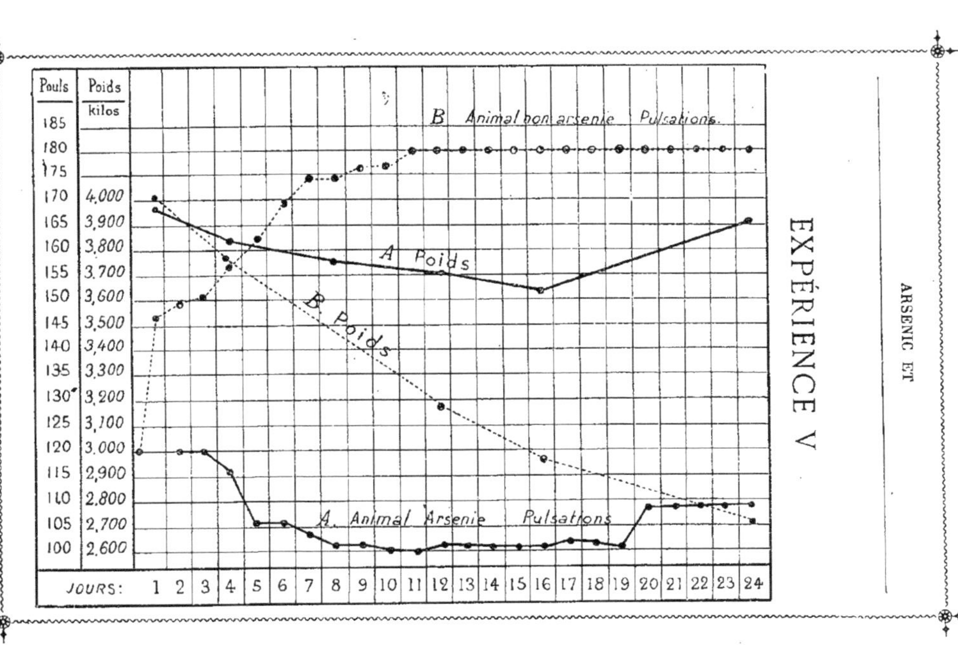

Pouls
Poids
kilos
185
180
175
170 — 4.000
165 — 3.900
160 — 3.800
155 — 3.700
150 — 3.600
145 — 3.500
140 — 3.400
135 — 3.300
130 — 3.200
125 — 3.100
120 — 3.000
115 — 2.900
110 — 2.800
105 — 2.700
100 — 2.600
B Animal non arsenié Pulsations.
A Poids
B Poids
A Animal Arsenié Pulsations
JOURS: 1 2 3 4 5 6 7 8 9 10 11 12 13 14 15 16 17 18 19 20 21 22 23 24

EXPÉRIENCE V

CHIENS A ET B EXPÉRIMENTÉS. — A, loutre; B, blanc griffon; tous deux mâles; poids : A, 3 kil. 965; B, 3 kil. 980 gr.; pulsations identiques en nombre et en force : 120.

1er jour. — A et B : Valeur de 7 gr. 5 d'iodothyrine. A : VI gouttes L, F.

La liqueur de Fowler a été donnée sur un morceau de sucre. Les pulsations sont toujours prises quatre heures après absorption. A, 120 pulsations; B, 146 pulsations.

2e jour. — A et B : Valeur de 7 gr. 5 d'iodothyrine. A : VI gouttes L. F. A. 120 pulsations; B, 148 pulsations. Etat normal pour les deux chiens.

3e jour. — A et B : Valeur de 7 gr. 5 d'iodothyrine. A : VIII gouttes L. F. A, 114 pulsations; B, 150 pulsations. B a de légers tremblements.

4e jour. — A et B : Valeur de 7 gr. 5 d'iodothyrine. A : X gouttes L. F. A, 108 pulsations; B, 156 pulsations

Les poids pris avec soin sont : pour A de 3 kil. 855, soit amaigrissement de 110 gr.; pour B de 3 kil. 725, soit amaigrissement de 255 gr.

5e jour. — A et B : Valeur de 12 gr. 5 d'iodothyrine. A : XII gouttes L. F. Pulsations : A, 106; B, 162.

6e jour. — A et B : Valeur de 12 gr. 5 d'iodothyrine. A : XII gouttes L. F. Pulsations : A, 106; B, 168.

7e jour. — A et B : Valeur de 12 gr. 5 d'iodothyrine. A : XIII gouttes L. F. Pulsations. : A, 104; B, 174.

8e jour. — A et B : Valeur de 12 gr. 5 d'iodothyrine. A : XIII gouttes L. F. Pulsations : A. 102; B, 174.

Les poids sont pour A : 3 kil. 765, soit amaigrissement de 200 gr.. 1/20 du poids initial; pour B : 3 kil. 475, soit amaigrissement de 505 gr., 1/8 du poids initial.

9e jour. — A et B : Valeur de 12 gr. 5 d'iodothyrine
A : XIV gouttesL F. Pulsations : A. 102 ; B, 176.

10e jour. — A et B : Valeur de 12 gr. 5 d'iodothyrine.
A : XIV gouttes L. F. Pulsations : A, 100 ; B, 176.

11e jour. — A et B : Valeur de 12 gr. 5 d'iodothyrine.
A : XIV gouttes L. F. Pulsations : A, 100 ; B, 180.

12e jour. — A et B : Valeur de 12 gr. 5 d'iodothyrine.
A : XVI gouttes L. F. Pulsations : A, 102 ; B, 108 ; poids
pour A : 3 kil 700, soit amaigrissement de 265 gr., 1/13
d'avec poids initial ; B, 3 kil. 175, soit amaigrissement de
805 gr., 1/4 d'après poids initial.

13e jour. — A et B : Valeur de 13 gr. 5 d'iodothyrine.
A : XVI gouttes L. F. Pulsations : A, 102 ; B, 180.

14e jour. — A et B : Valeur de 13 gr. 5 d'iodothyrine.
A : XVI gouttes L. F. Pulsations : A, 102 ; B, 180.

15e jour. — A et B : Valeur de 12 gr. 5 d'iodothyrine.
A : XVI gouttes L. F. Pulsations : A, 102 ; B, 180.

16e jour. — A et B : Valeur de 12 gr. 5 d'iodothyrine.
A : XVI gouttes L. F. Pulsations : A, 102 ; B, 180.

Poids pour A : 3 kil 675 ; amaigrissement de 290 gr., soit
1/13 du poids initial ; B : 5 kil. 065, amaigrissement de
915 gr., soit *1/4 du poids initial*.

17e jour. — A et B : Valeur de 12 gr. 5 d'iodothyrine.
A : XVI gouttes L. F. Pulsations : A, 103 ; B, 180.

18e jour. — A et B : Valeur de 12 gr. 5 d'iodothyrine.
A : XVI gouttes L. F. Pulsations : A, 103 ; B, 180.

19e jour. — A et B : Valeur de 12 gr. 5 d'iodothyrine.
A : XVI gouttes L. F. Pulsations : A, 102 ; B, 180.

20e jour. — A et B : Valeur de 12 gr. 5 d'iodothyrine.
A : XVI gouttes L. F. Pulsations : A, 108 ; B, 180.

21e jour. — A et B : Valeur de 10 gr. d'iodothyrine.
A : XVI gouttes L. F. Pulsations : A, 108 ; B, 180.

Le chien A a eu des vomissements alimentaires, quoique
cela, l'appétit est normal. — Pas d'excitation ni de tremblements qu'on constate, au contraire, chez le chien B
depuis un certain temps.

22ᵉ jour. — B : Valeur de 10 gr. d'iodothyrine. A : XIV gouttes L. F.

Le chien A refuse obstinément de prendre la médication thyroïdienne malgré tous les moyens employés.

Pulsations : A, 108 ; B, 180.

23ᵉ jour. — A et B : Valeur de 10 gr. d'iodothyrine. A : 0 goutte L. F. Pulsations : A, 108 ; B, 180.

24ᵉ jour. — A et B : Valeur de 10 gr. d'iodothyrine. A : XI gouttes L. F.

Pulsations : A, 108 ; B, 180. Chien A : état normal. — B : après la violente excitation des jours précédents, nous constatons chez le chien B un grand abattement. L'animal semble indifférent à tout.

Pour A, le poids est de 3 kil. 915, soit une augmentation de poids de 240 gr. d'avec la pesée du 16ᵉ jour. Pour B, 2 kil 725, soit une *diminution de poids* de 340 gr. d'avec la pesée du 16ᵉ jour, soit un *amaigrissement de 1/3 d'avec le début*.

Cessation des expériences le 25ᵉ jour.

CONCLUSIONS DE L'EXPÉRIENCE V

Les conclusions sont ici les mêmes que pour les autres expériences :

1º *Pouls : Augmentation du nombre des pulsations; leur force plus grande et leur irrégularité chez B.*

Diminution du nombre, maintien de force et régularité chez A.

2º *Les phénomènes nerveux apparurent chez B, jamais chez A.*

3º A la fin de l'expérience, le chien A n'a maigri que de *50 gr. soit de 1/79*, tandis que son compagnon a maigri de *1 kil. 265, soit 1/3*.

EXPÉRIENCE VI

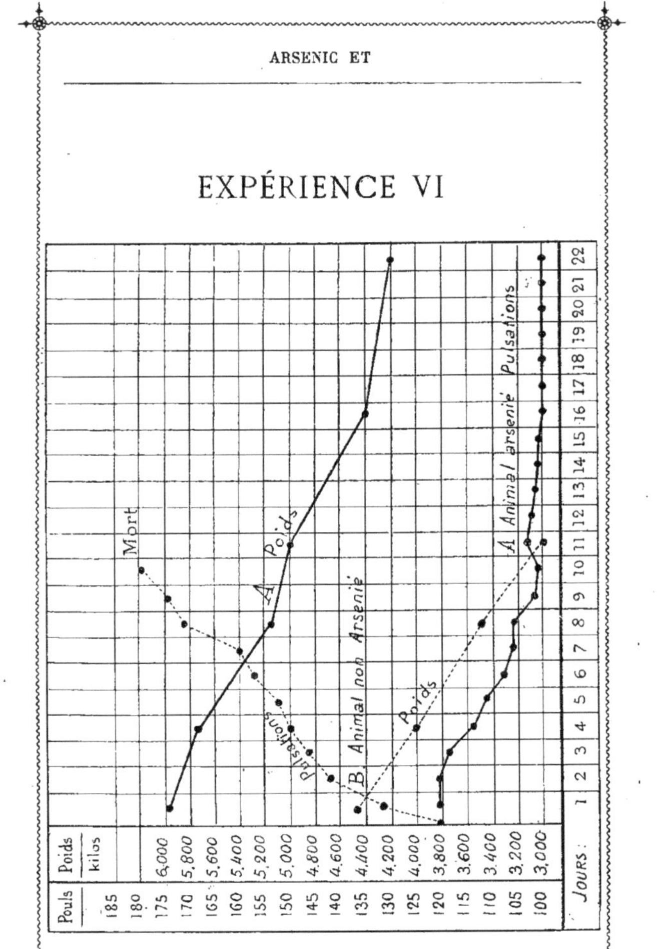

PREMIÈRE PARTIE DE L'EXPÉRIENCE VI

CHIENS EXPÉRIMENTÉS. — A, blanc-roux, mâle; B, noir, femelle.

Pulsations : A et B, 120; identiques en force.

Poids : A, 5 kil. 895; B, 4 kil, 465.

1er jour. — A et B prennent dans du lait 6 comprimés d'iodothyrine, c'est-à-dire la valeur de 2 gr. 5 d'iodothyrine. A, IV gouttes L. F.

Pulsations : A, 120; B, 132.

2e jour. — A et B : prennent la valeur de 7 gr. 5 d'iodothyrine; A, IV gouttes L. F.

Pulsations : A, 120; B, 142.

3e jour. — A et B : Valeur de 10 gr. d'iodothyrine. A : VIII gouttes L. F. Pulsations : A, 118; B, 146.

4e jour. — A et B : Valeur de 10 gr. d'iodothyrine. A : X gouttes L. F. Pulsations : A, 114; B, 150.

Les poids sont : pour A, de 5 kil. 695, soit amaigrissement de 200 gr.; pour B, de 4 kil., soit amaigrissement de 465 gr.

5e jour. — A et B : Valeur de 10 gr, d'iodothyrine. A : X gouttes L. F. Pulsations : A, 112; B, 153.

6e jour. — A et B : Valeur de 10 gr. d'iodothyrine. A : XIII gouttes L. F. Pulsations : A, 108; B, 156.

7e jour — A et B : Valeur de 10 gr. d'iodothyrine. A : XIII gouttes L. F. Pulsations : A, 106; B, 160.

8e jour. — A et B : Valeur de 10 gr. d'iodothyrine. A : XIII gouttes L. F. Pulsations : A, 106; B, 170. Poids : A, 5 kil. 150, soit amaigrissement de 745 gr., c'est-à-dire 1/8 du poids initial; B, 3 kil. 500, soit amaigrissement de 965 gr., c'est-à-dire 1/5 du poids initial.

9e jour. — A et B : Valeur de 10 gr. d'iodothyrine. A : XIV gouttes L. F. Pulsations : A, 102; B, 174.

10e jour. — A et B : Valeur de 12 gr. 5 d'iodothyrine. A : XVI gouttes L. F. Pulsations : A, 102; B, 180.

11e jour. — A et B : Valeur de 12 gr. 5 d'iodothyrine. A : XVI gouttes L. F. Pulsations : A, 100; B, l'animal a été retrouvé mort quelques heures après l'absorption du traitement thyroïdien. On n'avait pourtant pas noté une exagération des phénomènes nerveux, d'ailleurs légers, qu'il présentait depuis un certain temps. A l'autopsie, on n'a rien remarqué de particulier.

Son poids était de 3 kil. 150. Sa diminution depuis le début du traitement était donc de 1 kil. 315.

Le chien A pèse 5 kil., soit une diminution de 895 gr. d'après le poids initial.

DEUXIÈME PARTIE DE L'EXPÉRIENCE VI

On continue le traitement thyroïdien et arsenical sur le chien A survivant.

12e jour. — A : Valeur de 12 gr. 5 d'iodothyrine + XVI gouttes L. F. Pulsations : 102. Etat absolument normal.

13e jour. — A : Valeur de 12 gr. 5 d'iodothyrine + XVI gouttes L. F.

Pour éviter les vomissements, qui pourraient être produits par l'irritation locale de l'estomac, provenant de l'action légèrement caustique de la liqueur de Fowler, nous mélangeons celle-ci à de l'eau distillée que nous versons dans la bouche de l'animal.

L'appétit est conservé. Pulsations : 102.

14e jour. — A : Valeur de 12 gr. 5 d'iodothyrine + XVI gouttes L. F. Pulsations : 102.

15e jour. — A : Valeur de 12 gr. 5 d'iodothyrine + XVI gouttes L. F. Pulsations : 102.

16e jour. — A : Valeur de 12 gr. 5 d'iodothyrine + XVI gouttes L. F. Pulsations : 102. Poids : 4 kil 415, soit amaigrissement de 1 kil. 480, c'est-à-dire 1/4 du poids initial.

Le 17e jour, 18e jour, 19e jour, 20e jour, 21e jour, 22e jour, — l'animal prend le traitement thyroïdien et l'arsenic aux mêmes doses. Le pouls a une moyenne de 100 ; il n'y a pas de troubles nerveux.

Le 23e jour. — Le poids est de 4 kil. 200 ; soit une diminution de 1 k. 695.

Arrêt des expériences.

CONCLUSIONS DE L'EXPÉRIENCE VI

L'expérience VI est intéressante, en ce qu'on voit l'animal B, soumis au traitement thyroïdien seul, mourir rapidement sans avoir présenté une exagération des phénomènes nerveux, d'ailleurs très légers, qu'il présentait depuis un certain temps. Au point de vue *du pouls*, les animaux se sont comportés comme les chiens des autres expériences.

Au point de vue *du poids*, au moment de la mort de B, nous trouvons que A pèse 5. kil soit une diminution de 1/6 ; B, 3 k. 150, soit une diminution de 1/3 du poids initial.

La diminution de poids continue pour le chien A, qui reste seul en expérience ; mais à aucun moment on ne note les phénomènes nerveux, et le pouls reste aux environs de 100.

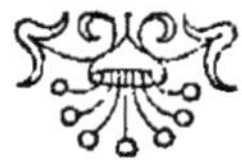

CONCLUSIONS DES EXPÉRIENCES

Nos expériences mettent deux choses en lumière :

A. — L'action du suc thyroïdien :
1° Sur le rythme cardiaque ;
2° Sur le système nerveux ;
3° Sur la nutrition.

B. — Le rôle différent de la médication arsenicale.
Nous allons exposer brièvement la conclusion générale de toutes nos expériences.

1° Action sur le rythme cardiaque.

Chez les animaux *n'absorbant que la médication thyroïdienne*, le nombre de pulsations *augmenta rapidement*. Chez tous, il passa des environs de *130 à 180*.
Chez certains, il alla jusqu'à 190.
Les battements *augmentaient de force,* puis, point à noter, devenaient *irréguliers*.
Chez les animaux *soumis aux deux médications,* nous constatâmes, *au début, un état stationnaire* ; puis, le nombre des pulsations *diminua d'une façon constante* pour tous nos chiens, jusqu'à descendre de *130 à 100 et quelquefois 90.*
La force et la régularité des battements étaient *conservées.*

Les lapins présentèrent les mêmes variations au point de vue du rythme cardiaque.

2° Action sur le système nerveux.

Au bout d'un certain temps, en moyenne six à sept jours, *les animaux n'ingérant que la médication thyroïdienne*, ont présenté des phénomènes d'excitation ; puis sont survenus *des tremblements* et, pour certains, *des phénomènes paralytiques*.

Aucun de ces troubles n'a été constaté chez les animaux absorbant simultanément les traitements thyroïdiens et arsenical, même après plus de trente jours de ce régime.

3° Action sur la nutrition.

Nous avons noté également une action très manifeste sur la nutrition. Pour les chiens ne prenant que la médication thyroïdienne sans arsenic, il y eut une perte de poids considérable et rapide.

Quelques chiffres seront plus explicatifs. Tandis que certains de nos chiens ont maigri de $1/7, 1/9, 1/2, 1/3, 2/5$, les chiens correspondants recevant à la fois arsenic et traitement thyroïdien, n'ont maigri que de $1/11, 1/16, 1/5, 1/79, 1/6, 1/15$ de leur poids.

Chez plusieurs animaux prenant de l'arsenic en plus du traitement thyroïdien, on a même vu survenir une légère augmentation de poids.

Les lapins sur lesquels nous avons expérimenté étaient jeunes et en voie de croissance. Aucun amaigrissement n'a été observé; cependant le lapin soumis à l'iodothyrine seule, n'a augmenté que de 1/16 de son poids, tandis que son compagnon, recevant de l'arsenic en plus, augmentait de 1/9.

On a vu, en lisant le détail des expériences, que, lorsque chez des animaux soumis aux traitements thyroïdien et arsenical, on supprimait l'arsenic, on voyait toujours très rapidement survenir une augmentation considérable des battements cardiaques et une diminution du poids très marquée.

D'autre part, chez les chiens n'ayant que la médication thyroïdienne en sus de leurs aliments, et chez qui, les troubles cardiaques et l'amaigrissement étaient déjà manifestes, l'administration de la liqueur de Fowler fit disparaître ces accidents lorsque l'intoxication n'était pas déjà poussée à ses extrèmes limites.

Un fait clinique, qui a toute la valeur d'une expérience physiologique, nous a conduit, nous l'avons déjà dit, à l'étude expérimentale de l'action de l'arsenic donné en même temps que le traitement thyroïdien.

Nous allons brièvement montrer que les accidents notés par les cliniciens sont les mêmes que ceux produits chez les animaux par l'administration du traitement thyroïdien.

A. TROUBLES NERVEUX. — Sous l'influence d'une médication, même légère, on peut noter, disent les cliniciens, une *surexcitation violente du système nerveux* central et périphérique. Le malade a de l'insomnie, de la fièvre, de la céphalalgie, des douleurs dans les membres et les lombes, des tremblements, parfois des convulsions. Or, chez nos chiens, nous avons trouvé une excitation violente à laquelle succédait, chez certains, un abattement profond, des tremblements généralisés, des phénomènes paralytiques locaux et généraux. Le lapin qui a reçu l'iodothyrine a eu une élévation légère de température.

B. — TROUBLES CIRCULATOIRES. — Ils sont très nets chez les malades et précèdent souvent les accidents bien marqués du système nerveux. *La tachycardie se manifeste surtout quelques heures après la prise du médicament.* Le pouls peut monter jusqu'à 160. Le cœur bat avec *intermittence*, mais sa contraction est *forte*. Le suc thyroïdien paraît avoir une action particulière sur le myocarde.

C'est exactement les manifestations pathologiques que nous avons relevées dans nos expériences.

C. — DU CÔTÉ DU SYSTÈME DIGESTIF, on a signalé chez les malades, de l'inappétence, une soif très vive, des vomissements, de la diarrhée. Certains de nos chiens ont présenté ces troubles.

L'analogie est donc complète entre les phénomènes observés par la clinique et ceux décrits par l'expérimentation. Nous concluons donc que l'arsenic, qui, chez les animaux, fait disparaître les accidents dus au traitement thyroïdien, a la même efficacité chez les malades soumis à l'administration de thyroïde, et c'est ce qu'en effet montrent les quelques faits cliniques que nous relatons ci-après.

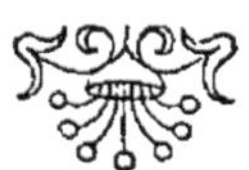

QUELQUES FAITS CLINIQUES

Nous ne donnons ici que les *résumés* de quelques observations envisagées surtout au point de vue qui nous occupe, à savoir l'heureuse influence du traitement arsenical pour empêcher les accidents de la médication thyroïdienne.

OBSERVATION I

(Personnelle)

Goître simple.

Jeune fille, de 24 ans, atteinte de goître simple : Traitée par l'iodothyrine à la dose de 2 comprimés, soit 0 gr. 50, pendant les deux premiers jours, puis progressivement 3 et 6 (1 gr. 50) par jour. Nous donnons en même temps dès le début, la médication arsenicale sous forme de liqueur de Fowler. V, VIII, X, XV gouttes par jour.

A aucun moment, la jeune malade n'a eu d'accidents de thyroïdisme pendant les deux semaines de traitement.

Rien du côté du système circulatoire. Le pouls est resté normal en amplitude et en nombre.

Pas d'anorexie, de nausées, de diarrhée ; aucun phénomène nerveux, ni insomnie, ni tremblement, ni excitation.

La guérison apparaît complète au bout de deux semaines. L'embonpoint n'a que très peu diminué. L'état général est excellent.

MÉDICATION THYROÏDIENNE

OBSERVATION II

(Personnelle)

Femme de 38 ans, atteinte de goître simple. L'iodothyrine est employée à la dose de 4 comprimés, soit 1 gr. pendant les six premiers jours, 1 gr. 50 (6 comprimés) pendant les dix autres jours. La médication arsenicale est combinée au traitement thyroïdien. La liqueur de Fowler est donnée à doses progressives de V à XV gouttes par jour.

Aucun accident de thyroïdisme n'est noté. Le dix-septième jour, la guérison est complète.

En somme, voici deux observations intéressantes, en ce qu'on voit, *la médication arsenicale, heureusement associée au traitement thyroïdien, sans, en quoi que ce soit, gêner l'efficacité physiologique de celle-ci.*

OBSERVATION III

(Personnelle)

Herpétisme. — Rhumatisme chronique et goutte.
Ostéophytes de la rotule.

M. C., âgé de 53 ans, a présenté différents signes d'herpétisme. Il a eu des migraines, des épistaxis, il a actuellement des hémorroïdes.

Comme maladies antérieures, on ne note que la rougeole et la fièvre typhoïde.

Il y a quatre ans, il a été pris de violents accès de goutte au gros orteil du pied droit. Il se plaint de « rhumatisme » dans les jambes, surtout à la jambe droite. Lors des mouvements, on perçoit des craquements aux genoux. Les rotules ont perdu leur forme. Des ostéophytes relativement assez volumineux les envahissent.

Je me décide à administrer l'iodothyrine à la dose de

3 comprimés, soit 0 gr. 75 par jour, le premier jour ; puis, progressivement, à des doses plus élevées pour arriver le douzième jour à 4 gr. 50 (18 comprimés).

La médication est poursuivie pendant un mois, les doses étant diminuées pendant les derniers huit jours, parce que l'amélioration était très notable.

J'ai prescrit la liqueur de Fowler à la dose de VI, X, XV gouttes.

La médication thyroïdienne a été parfaitement supportée. Aucun trouble n'a été constaté du côté du système circulatoire, nerveux, digestif.

L'état général est excellent. Le malade n'a maigri que de 2 kil., il n'avait rien changé à son régime alimentaire.

Le résultat a été bon au point de vue thérapeutique. Les ostéophytes se sont résorbés, et ont presque disparu. M. C. n'éprouve plus aucune douleur.

En conclusion, on voit que l'association de l'arsenic à l'iodothyrine a permis d'administrer celle-ci à des doses assez élevées *sans qu'il y eût d'intermittence* dans le traitement.

Je signalerai un point intéressant et très important en pratique, à savoir que la diminution de poids a été peu élevée. M. C. a maigri de 2 kil. seulement pendant un mois de traitement à l'iodothyrine, alors que d'habitude, celle-ci fait maigrir de 1 kil. et plus, on a vu, 4 kil. 5 et 5 kil. 5, pendant une semaine.

OBSERVATION IV
(Personnelle)

Psoriasis. — Traitement par l'iodothyrine et l'arsenic.

Le jeune M..., âgé de 21 ans, est atteint de psoriasis qui occupe la région pectorale gauche, une partie du dos du même coté, et le coude gauche.

Traitements locaux employés en vain. Médication par

l'iodothyrine prescrite à la dose de 4 comprimés, soit 1 gr. puis 2, 3 et enfin 4 gr. (16 comprimés) le sixième jour. On la continue en tout pendant quinze jours. En même temps, on donne la liqueur de Fowler à la dose de V à XV gouttes.

Il y a parfaite tolérance de l'iodothyrine. Pas de palpitations, de nausées, de diarrhée, de syncope. Le malade ne s'est pas pesé.

Au début du traitement, les plaques se sont affaissées, la rougeur a diminué, les squames devinrent moins épaisses, moins nacrées, moins abondantes.

Elles se reproduisent moins facilement, semble-t-il, puis l'amélioration n'a plus continué. Lorsqu'on a interrompu la médication au bout du quinzième jour, il n'y avait qu'un mieux très peu sensible.

J'attire l'attention sur la *combinaison du traitement arsenical au traitement thyroïdien*, qui, dans certains cas, *rendra peut-être des services*. L'arsenic, étant un médicament agissant contre le psoriasis, viendrait alors ajouter son action propre à celle de l'iodothyrine, mais l'on sait combien cette affection est, en général, rebelle.

CONCLUSION

Je préconise, pour empêcher les accidents de la médication thyroïdienne, l'administration simultanée d'une préparation arsenicale.

C'est un fait que démontrent la clinique et la physiologie.

Docteur Léon MABILLE
(de Reims)

Ancien Préparateur de Travaux Physiologiques,
Ex-Moniteur à l'Université de Lille,
Lauréat de la Faculté de Médecine.

QUELQUES MOTS

SUR

L'IODOTHYRINE

Le Prof^r *Baumann*, a démontré, après de longues et patientes recherches, que la glande thyroïde des animaux et même celle de l'homme, contenait *de l'iode à l'état de combinaison organique*, et que de cette combinaison iodée dépendait absolument la valeur thérapeutique de la glande. Il a également été établi que la teneur des glandes en combinaison iodée variait dans de fortes proportions, selon les animaux, leur âge, leur origine, etc. — Ce qui explique l'irrégularité et l'inconstance des effets produits par le traitement à la glande fraîche et aux thyroïdines actuellement existantes.

Le Prof^r *Baumann* et le Dr *Roos* réussirent à isoler cette combinaison, et de nombreuses expériences, entreprises par la suite, prouvèrent nettement que cette *combinaison organique iodée* constituait bien *le principe véritablement actif* de la glande thyroïde.

Cette combinaison iodée n'étant qu'une infime partie de la glande, il restait à remédier à la difficulté de dosage et d'administration. C'est dans ce but qu'on la mélangea au sucre de lait en proportion telle qu'*un gramme du mélange corresponde exactement à un gramme de glande fraîche moyenne*, ou, en d'autres termes, de façon à ce qu'*un gramme de ce produit ait la même teneur en principe iodé qu'un gramme de glande fraîche moyenne.* On donna tout d'abord à ce produit le nom de *thyroïodine,* nom donné par Baumann lui-même au principe actif, mais pour éviter toute confusion avec les thyroïdines actuelles, on désigne maintenant la Thyroïodine de Baumann sous le nom de

" IODOTHYRINE "

L'Iodothyrine est complètement débarrassée des substances albuminoïdes avec lesquelles elle se trouve combinée dans la glande thyroïde. Elle n'est pas exposée à se décomposer sous l'influence des micro-organismes et se conserve par suite indéfiniment. De plus, grâce à l'absence totale de toute substance accessoire, on évite absolument tous les inconvénients auxquels donnait lieu l'emploi de la glande fraîche ou séchée, ainsi que l'administration des divers extraits de corps thyroïde.

L'Iodothyrine étant introduite dans l'organisme sous une forme directement assimilable, on comprendra aisément que son action soit non seulement plus sûre, mais encore plus rapide que celle de la glande fraîche ou de ses extraits. A l'encontre de ces derniers, la composition de l'Iodothyrine est toujours uniforme et ne varie jamais ; la teneur en substance active (iode à l'état de combinaison organique) est assurée par un contrôle rigoureux.

L'Iodothyrine se présente sous la forme d'une poudre blanchâtre, qui a la saveur caractéristique du sucre de lait. Elle existe dans le commerce sous cette forme et en comprimés dosés à 0 gr. 25 chaque, correspondant par conséquent à 0 gr. 25 de glande fraîche (comprimés d'Iodothyrine-Bayer-Vicario). Nous prions MM. les Docteurs de bien prescrire :

Comprimés d'Iodothyrine-Bayer-Vicario.

C'est la seule façon d'éviter une confusion facile et souvent volontaire entre l'Iodothyrine et les nombreuses thyroïdines, produits qui n'ont d'ailleurs aucune analogie. — Il y a également une question d'économie (1).

MM. les Docteurs désirant recevoir franco et gratis un flacon de *Comprimés d'Iodothyrine-Bayer-Vicario*, n'ont qu'à détacher le bon suivant et à l'adresser à la SOCIÉTÉ BAYER, 23, rue d'Enghien, Paris, sous enveloppe affranchie à 15 centimes.

Ils recevront en même temps une brochure détaillée sur « La Médication thyroïdienne par l'Iodothyrine.

---

(1) Les Comprimés d'Iodothyrine sont préparés par A. VICARIO, 17, boulévard Haussmann, Paris.

PARIS — IMP. BOULLAY, 2, PLACE DU CAIRE.

ASSOCIATION ALSACIENNE
DES PROPRIÉTAIRES D'APPAREILS A VAPEUR.

LES CHAUDIÈRES A VAPEUR

A L'EXPOSITION UNIVERSELLE DE 1867

PAR

M. CHARLES MEUNIER,

INGÉNIEUR CIVIL DES MINES, MEMBRE DE LA SOCIÉTÉ INDUSTRIELLE DE MULHOUSE.

(Extrait du Bulletin de la Société industrielle de Mulhouse.)

PREMIÈRE PARTIE.

MULHOUSE
IMPRIMERIÉ DE L. L. BADER.
—
1867.